COMMENT ON SE DÉFEND

DES

MALADIES DE LA PEAU

PAR

Le Dr MONNET

Prix : 1 franc

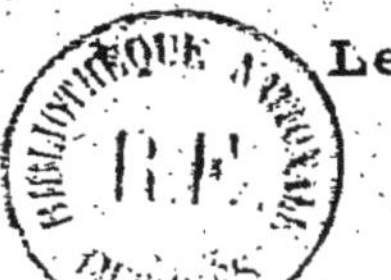

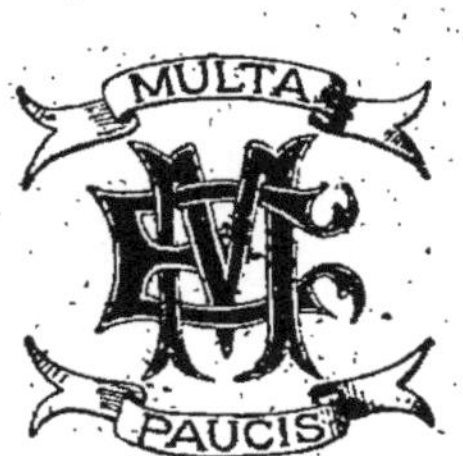

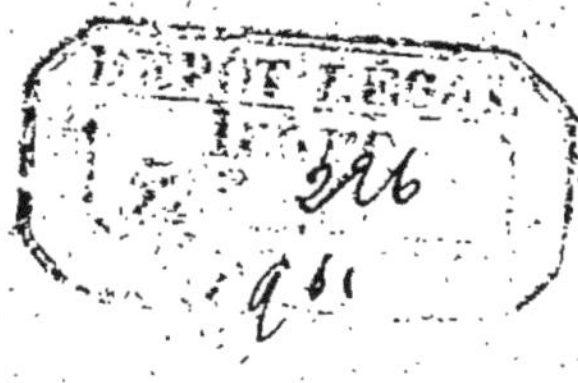

PARIS

ÉDITION MÉDICALE

29, RUE DE SEINE, 29

COMMENT ON SE DÉFEND

DES

MALADIES DE LA PEAU

1

COMMENT ON SE DÉFEND

DES

MALADIES DE LA PEAU

PAR

Le Dr MONNET

Prix : 1 franc

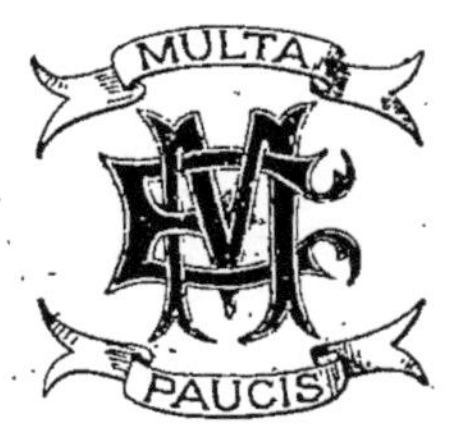

PARIS

ÉDITION MÉDICALE

29, RUE DE SEINE, 29

PRÉFACE

En écrivant ce livre et, surtout, en m'inspirant
du titre qui m'était imposé, j'ai pensé que la
meilleure manière d'apprendre aux lecteurs
de « *Comment on défend sa peau* » était d'abord de
leur montrer comment cet organe était attaqué,
c'est-à-dire par quels moyens, par quel mécanisme
extérieur ou profond, les causes mystérieuses des
maladies pourraient frapper la peau plutôt que
tel autre système de l'économie.

C'est pourquoi j'ai donné à ce que nous appelons en médecine l'*étiologie*, une part descriptive
et critique prépondérante.

Néanmoins l'œuvre eut été stérile si, à côté de
la cause, je n'eusse pas montré le remède. Bien
entendu, il ne saurait être question de juxtaposer
les formules, soi-disant curatives, à côté de chaque
maladie. C'est un travail d'apparence très savant,
sans doute, mais j'estime que cela constitue un
trompe-l'œil et, disons le mot, une duperie scientifique. Si chaque maladie avait sa formule, nos bi-
bliothèques devraient se restreindre à un mince

volume qu'il suffirait à chacun d'ouvrir pour appliquer le remède aussitôt.

Les choses ne vont pas si simplement. Chaque sujet a une manière différente d'être malade, et chacun réagit devant l'élément maladie au prorata de sa constitution, de ses habitudes, de son milieu, de ses ambiances, de son hérédité.

Tout ce que je me suis cru le droit d'écrire, ce sont les faits acquis qui dominent l'ensemble du traitement des maladies de peau, ce sont les grandes lignes qui dessinent et limitent la médication. Avec cela déjà nous pourrons rendre de grands, d'immenses services. Pour le reste, c'est le médecin seul qui doit juger et formuler.

Je pense toutefois que les préceptes d'hygiène, de régime que j'ai tracés, les idées générales sur le traitement que j'ai émises peuvent simplifier pour le public la compréhension des choses de médecine qui l'intéressent. Tout ceci pourra du moins lui éviter des mécomptes et l'empêcher de tomber dans des médications absurdes et dangereuses où il se complaît d'autant plus qu'il les comprend moins.

Il faut, à mon avis, même dans la vulgarisation des sciences, rester quand même scientifique et surtout sincère ; il faut éclairer la route à ceux qui, inquiets, cherchent la voie de salut et de santé.

Mon livre n'a pas de prétentions, pas plus que son auteur. Il a essayé d'être utile, vrai et com-

préhensible. «L'éloquence se passe de l'éloquence»,
a dit Pascal, c'est-à-dire que ce qui est vrai s'impose
de soi-même. J'aurais bien voulu réussir à être
éloquent dans le sens de notre grand penseur
français.

Docteur MONNET,
17, Place de la Madeleine, Paris.

COMMENT ON SE DÉFEND

DES

MALADIES DE LA PEAU

CONSIDÉRATIONS GÉNÉRALES, SUR LES PRÉDISPOSITIONS AUX AFFECTIONS DE LA PEAU

En première ligne il importe de faire entrer en compte les tempéraments et les constitutions, ce que la médecine appelle les diathèses.

Les dartreux sont tantôt des arthritiques, tantôt des herpétiques, dont le sang a été modifié par la tare constitutionnelle. Ceci revient à dire que certaines formes de dartres sont des manifestations d'un état rhumatismal ou d'un état névropathique. L'histoire nous fait connaître deux types bien particuliers dans ces états spéciaux. Notre gai et grand Rabelais était un arthritique, le grincheux et nerveux Louis XI était herpétique.

L'arthritique a des tendances à l'obésité, il est constipé, hemorrhoïdaire, il est enclin aux sueurs, ses cheveux tombent de bonne heure, les digestions sont lourdes et il a surtout des éruptions d'urticaire, de furoncles, d'acné, d'eczéma humide.

L'herpétique reste toujours maigre, il respire mal et il est souvent oppressé ou enrhumé, il est nerveux, d'humeur difficile et acariâtre, extrêmement irascible. Il a des crises d'estomac très cruelles et très fréquentes. Il est atteint de prurigo (démangeaisons sans lésion apparente de la peau), ou bien de dartres sèches, eczéma sec, psoriasis, herpès, etc.

L'arthritique est un bon vivant, « un bon fieu », légèrement apathique. L'herpétique est un ombrageux toujours en mouvement, extrêmement remuant.

Certaines maladies générales prédisposent aux affections de la peau, telles la variole, la chlorose, l'anémie. Quelques auteurs ajoutent aussi le cancer à cette liste : nous croyons qu'ils font une pétition de principe et nous estimons que le cancer n'est souvent que la conséquence ultime et non la cause de ces maladies.

Il est utile de signaler, d'autre part, les rapports fréquents des maladies des reins et des voies urinaires avec les affections de la peau. Bouchardat disait avec autant d'esprit que de justesse : « La peau est le vicaire du rein. » La gravelle, l'albuminurie, l'urémie, les catarrhes de la vessie, les cystites provoquent des furoncles, de l'urticaire, des eczémas. C'est pourquoi, par parenthèses nous attachons une importance capitale à l'examen des urines dans le traitement des maladies de la peau. Ces matières nous en disent souvent plus long que le plus détaillé des interrogatoires et le plus complet des examens.

Que de malades on put guérir de psoriasis et d'eczéma en traitant leur diabète.

Il nous souvient toujours d'un notaire de la région du nord de la France, que nous avons vu venir dans notre cabinet, envahi d'une nappe immense de psoriasis. Le malheureux en était littéralement couvert. Je n'ai pas vu, je crois, dans ma carrière, d'homme plus désolé et plus profondément peiné. Il avait été traité, jusqu'ici, avec plus de dévouement que de science. Nous fîmes l'examen de ses urines qui nous révéla la présence de 67 grammes de sucre par litre. Un traitement méthodique et constitutionnel fut institué. Ceci se passait en 1885 ; huit mois après, le psoriasis était complètement disparu. Depuis, le malade a continué à traiter son diabète. Jamais plus il n'a eu la moindre dartre. Aujourd'hui même ses urines n'ont plus de sucre.

*
* *

Elles sont nombreuses aussi les femmes qui, atteintes d'eczéma ou de dartres, sont péniblement impressionnées quand arrive l'âge critique, cet enfer de la femme. J'ai conscience d'avoir épargné à beaucoup d'entre elles de grandes tristesses pour ce moment de leur vie, en traitant leurs dartres grandes ou légères.

**

Est-il besoin de rappeler les liens qui unissent la peau et les fonctions respiratoires ?. Un dartreux est souvent un asthmatique et un bronchitique ou un catarrheux pulmonaire.; il est presque toujours oppressé.

Le public, qu'on a payé de mots et de théories étranges, est assez enclin à croire qu'une d'artre disparue retombe sur la poitrine et provoque des bronchites ou de l'asthme. Je m'inscris en faux contre cette idée. Tout ce qu'il y a de vrai, c'est que le dartreux arthritique ou herpétique, peut avoir de l'asthme à un moment donné. Mais si, par des moyens appropriés, on chasse la maladie de la peau, si on modifie le tempérament dans le sens voulu, jamais aucune manifestation ne se produit. Ce qui se voit fréquemment, surtout chez ceux qui ne se traitent pas, c'est qu'un eczéma ou une dermatose disparaît à la longue et fait place à de l'asthme, à du catarrhe ou à un cancer, comme je le disais plus haut. Cela tient précisément à ce qu'ils ne se sont pas traités, ou, s'il y a eu traitement, à ce qu'il a été mal institué. Mais, dans tous les cas, une maladie de la peau convenablement traitée, est un bienfait quand elle disparaît ; je l'ai toujours constaté.

De tout temps on a enregistré l'influence du système nerveux sur les maladies de la peau. Les anciens dermatologistes parlent à tout instant de poussées d'eczéma provoquées par la joie ou la colère et d'affections cutanées coïncidant avec les névroses et névralgies. On voit assez fréquemment aussi le psoriasis succédant à des causes morales, à des émotions vives et profondes.

Les travaux contemporains ont prouvé qu'il fallait rattacher aux nerfs vaso-moteurs ces influences mystérieuses ; les lésions microscopiques des nerfs de la peau ont également rendu compte des troubles de nutrition de cet organe et expliqué la symétrie de certaines affections cutanées. Enfin les rapports intimes de la lèpre, du zona, de l'ichthyose, avec les perturbations du système nerveux sont absolument évidents et classiques.

Ces faits constatés par tous les savants, doivent nous mettre en garde contre les idées absolues et les faits qui ne réussissent que par exception, au petit bonheur.

Il y a, en effet, de véritables aberrations médicales qui étonnent et surprennent,

Si, dans le domaine des choses matérielles, un tourneur a à façonner de l'étain ou de l'argent, de l'aluminium ou de l'or, ne s'y prendra-t-il pas de manières différentes et n'aura-t-il pas un doigté spécial suivant la malléabilité, la densité, la valeur du métal ?

Evidemment si.

Or donc, traitera-t-on avec les mêmes drogues, les mêmes moyens, deux individus qui ont tous les deux un eczéma, mais dont le premier l'a acquis par hérédité, le second par la perte de sa fortune ?

C'est absurde de prime abord, et cependant je ne crains pas de dire que c'est presque toujours ainsi que cela se passe.

*
* *

La vulnérabilité de la peau est très variable, selon les races, les climats, les professions. Si nos jeunes filles de la ville, dont les doigts sont emprisonnés de chevreau souple, coupaient dans les champs les orties, les chardons, leurs pauvres menottes seraient en bel état ! Voyez au contraire leurs pareilles dans la campagne ; c'est à peine si leur peau robuste et tannée se préoccupe de la piqûre de l'ortie,

Il en est encore chez lesquels un simple coup, un badigeonnage à la teinture d'iode, le maniement de substances irritantes provoquent des éruptions. Il existe une maladie de peau connue couramment sous le nom de gale d'épiciers, qui se rencontre assez fréquemment dans ce corps d'état par suite de l'habitude qu'ont les épiciers de manipuler le sel, les cristaux de soude ou autres substances irritantes.

*
* *

Un des auteurs les plus réputés de l'étranger, Moritz Kapozi, écrit dans son livre : « En fait d'affections d'organes isolés provoquant des éruptions, je mentionnerai le catarrhe chronique de l'estomac et des intestins. »

C'est qu'en effet, nombre de dermatoses sont intimement liées à des *affections gastro-intestinales*. « Tous les jours, dit Monin, en traitant l'estomac, nous faisons disparaître des dermatoses parfois anciennes et rebelles. Chacun sait les relations de l'urticaire et de la gastrite, de la coupe-rose et de la constipation. Le trouble des fonctions de la peau et notamment de son travail éliminateur entretient et aggrave souvent, d'ailleurs, la maladie interne ; c'est un cercle vicieux morbide, un échange continu de mauvais procédés. Souvent aussi nous constatons chez les malades de la peau, un vice du foie. Les bilieux, les cardiaques sont prédisposés à l'acné. Le foie n'est-il pas notre grand dépurateur organique, la glande que l'ancienne médecine chargeait d'éliminer les âcretés et à laquelle la science d'aujourd'hui donne pour mission d'arrêter les microbes ? Quoi qu'il en soit, lorsque le foie est congestionné, torpide, la peau perd sa fraîcheur et sa souplesse, les démangeaisons et les éruptions apparaissent fréquemment.

« L'alimentation défectueuse excite assez souvent le vice dartreux. Alibert rapporte qu'au temps des disettes révolutionnaires, le peuple étant réduit à manger des viandes gâtées et à se nourrir d'une foule d'aliments insalubres, on vit avec une grande intensité régner les affections de la peau ; de même pendant le siège de Paris, l'hôpital Saint-Louis regorgea de malades.

« Bergeron et Jacquemier accusent le vieux lait, (le lait datant de dix à douze mois) de provoquer des éruptions d'impétigo chez les nourrissons. Bien des fois, chez des enfants et des jeunes gens, j'ai retrouvé cette étiologie particulière et j'engage, pour cette raison, les familles à ne jamais choisir comme nourrice une femme ayant accouché depuis plus de trois mois. »

La diathèse dartreuse existe donc dans toute l'acception du mot. Si encore elle se contentait de se manifester par des dartres, le mal serait grand, mais en somme assez tolérable. Le pis c'est qu'elle est parfois précursive d'affections plus graves, le cancer par exemple. Napoléon Ier fut un eczémateux qui ne voulut et ne put jamais se soigner ; il mourut d'un cancer à l'estomac.

J'estime donc qu'il y a lieu de se préoccuper dès l'enfance, dès leur apparition, des affections de la peau. Je crois encore qu'un traitement incendiaire et brutal qui les fait disparaître trop vite est dangereux.

Une médication saine, adoucissante, qui chasse devant elle les âcretés organiques, qui purifie en modifiant le milieu sanguin est, à mon avis, la seule efficace, la seule rationnelle, la seule sans danger.

Il ne faut pas entasser le feu sous la cendre après lui avoir fait sa part, il faut, au contraire, éteindre l'incendie par le jet continu d'une rosée douce et bienfaisante, de manière à faire un lac de sang pur, là où il y avait un volcan purulent et brûlant.

Les causes générales des maladies de la peau

La peau est le miroir du sang.
(BAYLE).

Quoi qu'en disent les écoles viennoises et allemandes, les maladies de la peau sont bien, comme le pensaient nos vieux maîtres Français, la résultante d'un état général, d'une constitution, d'une diathèse en un mot.

Ce n'est pas parce que l'on a trouvé que la gale était parasitaire, que les teignes étaient dues à des champignons, qu'il faut partir de là pour déclarer que l'eczéma, l'acné, les dartres sont des lésions locales qui guérissent par un traitement local.

Ceci est faux. C'est avec ces doctrines dangereuses dans leur radicalisme, que le médecin erre et se trompe, qu'il institue des traitements heurtés et sans suite, que le malade se décourage et s'attriste dans une peine sans fin.

« La peau est le miroir du sang », a dit Bayle. Rien n'est plus exact. A sang vicié vous trouverez une peau sèche, craquelée, fendillée, bourgeonnante, enflammée. Oui, notre grand Ambroise Paré avait raison quand il attribuait l'eczéma au *vice dus ang*, à l'altération humorale, à la rétention anormale, dans nos tissus, des résidus *acrimoniques* excrémentitiels de la nutrition ». Qu'a-t-on trouvé de mieux aujourd'hui ? Des mots différents pour exprimer les mêmes idées. On nous parle actuellement des principes *hétérogènes*. Il y a des hétérogènes dans le sang des goutteux, des arthritiques, des dyspeptiques. Quel bysantinisme ! Qu'importe au malade que ce soit des *résidus acrimoniqnes* ou des *hétérogènes ?* Guérissons d'abord, nous discuterons ensuite.

Oui, à part les affections nettement parasitaires : gale, teigne, pytiriasis versicolor, les maladies de la peau sont des manifestations locales d'un état général. Voilà le principe qu'il faut établir, principe fécond d'où découlera la vraie médecine.

D'abord nous rejetons du cadre, les maladies de la peau proprement dites, les fièvres éruptives, rougeole, variole, scarlatine. Ce sont des maladies à microbes, ce sont des fièvres aiguës et, par conséquent, elles n'ont rien à faire avec la chronicité, caractère spécial de tout ce qui est maladie de la peau proprement dit.

Elles peuvent, néanmoins, comme nous le disons plus haut, favoriser l'établissement d'une maladie cutanée, parce qu'elles rendent la peau plus vulnérable,

Le tempérament arthritique, herpétique, goutteux ou dyspeptique prédispose aux dartres. On ne saurait trop le redire. Quand Bazin formulait, jadis, ses lois de rapport entre l'arthritis et les lésions de la peau, il émettait une vérité fondamentale qui a pu s'élargir dans sa compréhension, mais qui n'a jamais pu être ébranlée. Cela est tellement vrai que l'on pourra *blanchir la peau*, suivant l'expression consacrée, avec des pommades, des huiles, mais ni l'huile, ni la pommade n'auront guéri la cause de la maladie. C'est du momentané, c'est de l'instable, ce n'est pas du définitif.

Si concurremment on modifie la constitution du sujet, si on amende le terrain sur lequel a germé la graine morbide, la guérison sera stable, définitive. Elle ne refleurira pas incessamment, et quand on aura enlevé le terreau, le fumier organique où elle se complaît, et où elle prospère, elle ne reparaîtra plus.

Voici, par exemple, une dartre qui pousse chez un malade atteint de gastrite, d'inflammation stomacale ou intestinale, chez un homme dont le foie est malade. Guérissez d'abord son estomac, son intestin, son foie et vous serez assuré que la dartre va s'éteindre, comme un luminaire dont on retire l'huile.

N'est-ce pas le cas de répéter encore que l'acné, la couperose, cette maladie bourgeonnante qui fleurit en rouge sur la peau du visage et du corps, est liée, dans ses formes les plus nombreuses, aux troubles gastriques, rénaux ou utérins ?

Il est une maladie qui fera toucher du doigt l'importance de la connaissance causale, et que je prendrai comme exemple typique pour ne pas compliquer ce sujet déjà si complexe : je veux parler de l'urticaire.

Un sujet quelconque mange des moules, des poires, du melon. Il a une attaque d'urticaire.

Celui-ci se pique avec des orties ou met sa peau en contact avec une substance âcre. Il a de l'urticaire.

Cet autre ressent une commotion violente, peine ou joie, chagrin ou plaisir. Il a de l'urticaire.

Voici une urticaire de cause inconnue. Cherchez et vous trouverez un kiste idatique du foie ou peut-être un déplacement de la matrice, s'il s'agit d'une femme.

Tel tuberculeux, tel diabétique, tel rhumatisant, a de l'urticaire, et celle-ci tient à sa constitution dont elle est comme le baromètre,

Et cependant tout cela n'est que de l'urticaire, une lésion identique toujours la même. Que de causes peuvent la produire ?

Il en va de même pour les autres maladies, L'eczéma des épiciers qui manient des cristaux de soude, maladie que nous signalions plus haut, est de l'eczéma comme celui des enfants mal nourris, comme celui des goutteux, comme celui des arthritiques, comme celui des herpétiques. Est-ce le même cependant ? Evidemment non. Toutefois, il est vrai que cet eczéma ne se produit pas chez tous les épiciers placés dans les mêmes conditions. Il y a donc des prédisposés, des constitutionnels? Sans doute, et tout est là. La recherche des causes, la connaissance du comment et la science du pourquoi sera quand même le dernier mot de toutes nos recherches.

L'hérédité est encore une grande cause des maladies de la peau. Tel père, tel fils, dit un vieux proverbe. Ce n'est pas toujours rigoureusement vrai, mais c'est souvent exact. Ce qui est consolant, par exemple, c'est de savoir que cette hérédité n'est pas immuable : « Rien ne peut empêcher, disent Besnier et Doyen, que l'enfant naisse avec des cheveux rouges et qu'il reste ainsi.

« Mais l'hérédité pathologique n'est presque jamais qu'une hérédité constitutionnelle éventuelle que les conditions de l'existence pourront atténuer, modifier, et que l'hygiène et la thérapeutique peuvent souvent éteindre. De même qu'il appartient aux moralistes de s'occuper de l'hérédité intellectuelle dans l'éducation des enfants, de même il appartient (ou il devrait appartenir) aux médecins de poursuivre l'hérédité pathologique chez les descendants, par tous les procédés de l'hygiène et de la thérapeutique. Il y a, dans cette direction pratique, utilitaire, une large voie à parcourir, et, en ce qui concerne les affections de la peau, il y a toute une hygiène infantile préventive à créer. » Paroles justes et profondes qui résument bien les aspirations auxquelles j'ai obéi dans ma carrière :

prévenir pour n'avoir pas à guérir ! Que de maux
les parents éviteraient à leurs enfants s'ils vou-
laient agir ainsi.

L'âge, le sexe, l'habitation, le genre d'adminis-
tration de vie, le climat, le pays, le genre d'oc-
cupation ont une influence sur l'apparition des
maladies de la peau.

Chez les enfants à la mamelle, l'eczéma, l'urticaire peuvent apparaître, tandis que ce n'est que
vers la fin de la première année que se manifeste
le prurigo. Le psoriasis se montre plutôt dans
l'âge adulte.

Les lupus érythémateux est plus fréquent chez
la femme que chez l'homme. Le prurigo, cette
maladie qui provoque une démangeaison intolé-
rable sans que la peau soit dartreuse, est plus fréquent chez les enfants pauvres que chez ceux
appartenant aux classes aisées. Cette dernière
affection se rencontre plus souvent en Autriche
qu'en Angleterre ; les psoriasis, au contraire, y
sont moins nombreux. La lèpre se rencontre
dans certaines zônes seulement : telles la Norwège,
les côtes de la Méditerranée, le continent et les
îles des Mers du Sud.

Certains médicaments, comme les iodures, les
bromures, déterminent aussi des inflammations
cutanées. Qui ne sait que l'iodure de potassium
fait bourgeonner la peau ?

J'étonnerai beaucoup de gens quand je leur
aurai dit que les compresses d'arnica, appliquées

sur les plaies, ont déterminé plus d'eczémas qu'elles n'ont soulagé efficacement de malades.

Voyez encore les effets produits chez certains sujets par les frictions mercurielles !

Le frottement sur la peau, de certains instruments de travail, provoque aussi des lésions cutanées : de même la chaleur solaire ou le rayonnement d'un foyer. J'ai eu l'occasion de soigner nombre d'eczémateux dont la maladie trouvait la cause dans l'emploi de la chaufferette. Certaines marchandes aux halles, des caissières de magasin, d'autres, non professionnelles, gardaient pendant l'hiver, sous leurs jupes, une chaufferette dont les effluves entamaient l'épiderme et déterminaient des lésions parfois assez étendues.

Tout cela revient à dire et à bien démontrer que la peau, organe très susceptible, est facile à impressionner par des causes multiples et nombreuses.

Toutes ces causes ne la touchent pas au même degré : souvent même elles ne la touchent pas du tout.

S'il en est ainsi, c'est que *derrière cette cause indirecte, il y a une autre cause, cause première, qu'il faut chercher à combattre.* Il faudra empêcher que l'occasion provocatrice se continue et se répète. Cela est bien et cela est juste.

Mais il en est de cela comme de l'ivraie semée jadis en un terrain fertile. Elle s'y reproduit malgré les soins du semeur et du laboureur qui ne vont pas au fond des choses. Vienne au contraire le cultivateur instruit et décidé. Il retournera le terrain de fond en comble, il jettera dans les sillons des produits destructeurs de ces racines encombrantes et la moisson se fera belle et féconde et la terre guérie redonnera des fruits superbes, là où elle ne produisait qu'une végétation maladive.

C'est la loi, c'est le secret de la médecine causale. Elle aussi devra retourner le sillon de l'organisme, remuer le terrain humain et y faire germer la santé qui chassera le mal, qui fera prospérer l'homme dans son existence et dans sa descendance.

Le Traitement dépuratif

La conception du ferment générateur des maladies va singulièrement simplifier notre traitement. Quand on pense que depuis vingt siècles bientôt que l'on assiste à ces phénomènes, on en est encore réduit à l'impuissance et au tâtonnement !

On emploie au hasard, au petit bonheur, une série de drogues. On note les succès et les insuccès, on fait des statistiques et ont dit : tel médicament a guéri tant pour cent de malades traités. Avec cela le monde savant se trouve satisfait. Il n'en est peut-être pas de même du monde malade.

Voici par exemple l'iode, le goudron, l'arsenic, le mercure ! Tout cela a été employé pour guérir les maladies de la peau.

Il n'est pas un sirop, nommé dépuratif par son fabricant, qui ne contienne de l'iodure de potassium. Or tous ceux qui savent ce que c'est que l'iodure, savent aussi qu'il fait pousser de l'acné et qu'il fait bourgeonner la peau ! Et si l'iodure a eu quelque succès dans certaines maladies de peau, c'est en déprimant l'être humain. Il ne soulage nombre de cas qu'en altérant sa santé, tout comme l'arsenic et les mercuriaux. Singulière façon de le guérir, n'est-il pas vrai !

L'arsenic ! Ah ! voilà le vrai remède celui-là, n'est-ce pas ?

Il semble, en effet, que si l'on pose une équation dont le premier terme est *Peau,* on répond = *Arsenic.* Etant donné la corrélation qui existe entre les affections cutanées et de l'estomac, l'arsenic n'a pas tardé à devenir, dans les affections de la fonction stomacale, un remède très vanté.

La consommation de liqueur de Fowler, de granules de Dioscoride, et autres préparations arsenicales est énorme relativement à nombre d'autres remèdes.

Y a-t-il lieu de s'en féliciter extrêmement au point de vue de l'effet cherché et des résultats obtenus ? Voyons un peu.

L'arsenic, on le sait, est fort en honneur dans les populations chasseresses du Tyrol. Absorbé par les coureurs de montagnes de la région, cette substance favoriserait chez eux la respiration, les rendrait moins anhelants, plus aptes à grimper et à courir. Elle provoque aussi un embonpoint très constatable et elle donne un teint rosé, paraît-il, fort recherché par les jeunes filles en quête d'un mari.

Comme nous n'avons pas ici à donner cette beauté de poupon rose à ceux qui nous lisent, je profite de l'anecdote pour en tirer sa conclusion, sa morale comme dirait un amateur d'apologues,

Cet embonpoint provoqué par l'arsenic est loin d'être notre rêve cherché, Si l'on veut se souvenir que nombre de malades de la peau et de l'estomac sont des candidats à l'obésité, quand ils n'en sont pas déjà les élus, il est peut-être bon de se montrer prudent et réservé. Je n'ai jamais compris, pour ma part, l'engouement insensé de certaines écoles pour le traitement arsenical exclusif chez les athritiques, par exemple. Je n'hésite pas à dire que, presque toujours, il va à l'encontre de son but. En effet, les arthritiques sont, ont été ou seront des dartreux ou des dyspeptiques, très souvent les deux à la fois. L'arsenic, par suite de l'accumulation de graisse qu'il provoque et qu'il favorise, ralentit donc la nutrition générale, ce qui va juste à l'encontre du but que nous devons nous proposer,

Que veut dire encore ce teint rosé ? Oh ! de prime abord, cela paraît charmant et idyllique. Malheureusement la vraie science n'a que faire de l'idylle, Le teint rosé indique que l'arsenic favorise la congestion de la peau, tout simplement. Si le sujet n'est pas malade, cela lui donne un cachet esthétique d'ailleurs très discutable. Mais ce résultat n'est obtenu que par une stase du sang dans les vaisseaux à fleur de peau. Voyez-vous cette congestion se produisant chez un eczémateux, chez un psoriasique ? Ces malheureux ont déjà une tendance exagérée à se gratter, et chacun sait que l'action de se gratter est due à une congestion inflammatoire locale. Allons-nous encore, de gaieté de cœur, l'augmenter, la rendre plus intense, et cela pour guérir ? Jeter de l'huile sur un feu n'a jamais été, que je sache, un procédé d'extinction très en vogue.

Je me souviens avoir entendu dire par un des hommes les plus compétents en la matière, ce mot très juste : « La Liqueur de Fowler fait plus de dyspeptiques qu'elle n'en a soulagé. » C'est une vérité que j'ai contrôlée depuis longtemps. Chez certains dyspeptiques susceptibles à l'excès, l'arsenic en solution ou en granules détermine de véritables brûlures et une sensation de fer rouge. Il suscite de l'inflammation locale qui se généralise bientôt à tout l'organe, Mon observation personnelle m'a souvent permis de constater des améliorations immédiates sans autre traitement que la cessation de l'arsenic ; je dis amélioration et non guérison.

L'arsenic, intempestivement donné, nous n'hésitons pas à le dire, entretient et aggrave nombre d'affections de peau. Ce n'est pas à dire cependant qu'il faille exclure systématiquement l'arsenic du traitement des maladies cutanées ; quand il y a indication, c'est à l'arsenic provenant des eaux naturelles et en particulier des *Eaux de la Bourboule, Choussy-Perrière*, qu'il y a lieu de donner la préférence.

Le mercure ? On sait l'usage et l'abus que l'on en a fait jadis.

L'huile de cade, le goudron, en outre de leur odeur abominable, ont-ils guéri exclusivement et de manière durable; les maladies de la peau ?

Non, mille fois non. Et encore les succès relatifs obtenus provenaient de ce que, inconsciemment, les médecins, en employant ces substances, faisaient de la médication antifermentative. Toutes, en effet, sont des antifermentescibles, mais très-dangereuses à manier, De plus, la véritable médication antifermentative n'était pas établie.

La médication antifermentative. — Elle doit réunir, à mon avis, les cinq qualités suivantes :

C'est-à-dire permettant de diminuer les déchets

1° Dépurative et antiseptique. — en agissant sur le globule sanguin.
2° Diurétique — par les urines.
3° Sudorale — par la sueur.
4° Sialagogue — par la salive.
5° Intestinale — par les matières fécales,

Le tout est d'approprier l'action des médicaments à chaque cas spécial en ne perdant pas de vue les principes primordiaux que je signale et qui permettent toujours d'avoir un résultat durable et parfois rapide.

Je m'adresse volontiers, comme Bazin, aux extraits végétaux anciens, aux alcalins. Les extraits végétaux que je préfère sont ceux de salsepareille, de fumeterre, de gaïac, de sassafras, de patience, de saponaire, de bardane, de rhubarbe, de séné, de méérézion. Suivant des proportions bien définies, on les mélange ensemble, on y adjoint le benzoate le carbonate de soude et on obtient enfin une préparation remarquable *(Sirop Dermicurol)*, qui forme la base de la médication de la peau.

Les plantes nous donnent encore d'autres principes ac-ifs qu'on appelle alcaloïdes et qui donnent d'admirables résultats, tels la pilocarpine, pour agir sur la sueur ; la digitaline, en cas d'insuffisance urinaire, etc., etc.

A propos de la dépuration intestinale, que l'on me permette de citer ici l'opinion de MM. Cassin et Charrin, émise à la Société de Biologie :

« Les expériences de MM. Cassin et Charrin sur la défense de l'organisme par la muqueuse de l'intestin, nous ont appris des choses neuves et importantes, Elles montrent que l'épithélium, que l'épiderme intérieur qui tapisse notre tube digestif constitue, vis-à-vis des poisons introduits dans notre organisme, une barrière à la fois passive parce qu'elle les empêche de passer, et active parce qu'elle les détruit ou les neutralise.

» Elles portent aussi sur l'appareil de la digestion et particulièrement sur l'antisepsie de l'intestin, les recherches communiquées hier par M. le Dr Gilbert et son interne, M. Dominici. Je supplie mes lectrices de m'excuser si, bien loin de glisser, j'insiste sur ce sujet abominablement scatologique ; je ne puis passer sous silence cette très démonstrative réhabilitation de l'antique *purgare* un peu délaissé de nos jours, et auquel, on devait tôt ou tard revenir.

» Il s'agit proprement — si j'ose m'exprimer ainsi — des faits éloquents que voici :

» Vous êtes mal portant de ce fait que votre intestin est un réceptacle exceptionnellement favorable à la pullulation des microbes. On calcule — plaignez les savants éminents qui s'adonnent à cet ordre de recherches, et qui pâtissent à pareille tâche — on calcule que vous en expulsez par jour *douze bons milliards* environ.

» Un beau matin vous prenez, en faisant la grimace, le purgatif banal, sulfate de soude et de magnésie. Et ce jour-là, en plusieurs fois, vous expulsez quelque chose comme *400 milliards de bacilles !*

» Mais, dès le lendemain, les bons effets de ce nettoyage réel se font heureusement sentir et vous n'hébergez plus qu'un nombre insignifiant de microbes, puisque vous n'en rendez qu'un demi milliard, moins que rien dans l'espèce. Cet état de propreté vrai qui, de soi-même ne dure guère que 4 à 5 jours, peut se perpétuer grâce à l'emploi du régime lacté dont le Dr Gilbert est un grand partisan.

» Tant qu'il était sur ce sujet, pourquoi M. Gilbert n'a-t-il pas rappelé que les *purgatifs salins déterminent une augmentation presque immédiate du nombre des globules du sang,* ainsi que l'a montré, si mes souvenirs sont précis, son maître, M. le professeur Brouardel ?...

» Ainsi donc, le rinçage de l'organisme par la vieille méthode n'est pas, quoi qu'on ait dit, un leurre ; il serait même un bien meilleur antiseptique que tous les salicylates de bismuth et tous les naphtols β utilisés dans la pratique d'aujourd'hui. Il nous faut repurger encore ni plus ni moins que ne faisaient nos pères, et nous n'aurons sur eux que le très modeste avantage de connaître un peu mieux comment agit l'amère drogue. Décidément, tout recommence et Molière ne vieillit pas. »

Eh bien donc, s'il est vrai que la médication purgative saline dépure et fortifie, je laisse à nos lecteurs le soin de tirer la conclusion (1).

Enfin, et pour terminer, qu'on me permette de citer l'opinion de Déclat sur les dangers de l'infection interne :

« Lorsque, écrit Déclat, on brûle une substance telle que de la laine, de la corne, du blanc d'œuf ou de la viande, d'épaisses fumées âcres à l'odorat et irritantes des yeux s'échappent du vase où se fait la combustion. Ces fumées ont une odeur ammoniacale prononcée. Si l'on interpose entre elles et l'atmosphère un corps refroidi, verre ou porcelaine, il se dépose sur ce corps des gouttelettes d'eau plus ou moins pures. Finalement, lorsque les vapeurs cessent, lorsque la carbonisation est terminée, il reste toujours au fond

____

(1) Nous recommandons les *Pilules Sablonnier*.

du vase où la combustion s'est faite, une masse de charbon. Cette laine, cette corne, etc., sont ce que la chimie appelle des corps azotés, et, comme ils produisent, outre l'azote sous forme de vapeurs ammoniacales et d'autres produits analogues, de l'eau et un résidu de charbon, des *composés quaternaires* : azote, carbone et composants de l'eau, hydrogène et oxygène, constituent, en effet, quatre corps simples, c'est-à-dire indécomposables en d'autres plus simples.

Il en sera de même dans le corps humain et l'acide carbonique que nous exhalons pendant la respiration, l'eau que nous exécrons, ce que nous expulsons par la sueur, l'urine, la salive, sont les termes derniers de la transformation des substances introduites dans notre organisme.

» A l'état normal, ajoute encore Déclat, l'organisme élimine tous ces produits par divers émonctoires naturels ; le corps humain peut être considéré comme un laboratoire où les substances sont décomposées, puis utilisées, sauf certains résidus inutilisables et même nuisibles, lesquels résidus sont évacués sous forme de liquides, de gaz ou de corps solides.

» Supposons maintenant un laboratoire où la propreté cesserait d'être observée et où les résidus s'accumuleraient. La puanteur et la putréfaction suivront cette accumulation ; la santé des ouvriers s'en ressentira bientôt, leur vie même pourra être compromise.

» L'accumulation des résidus de la nutrition générale, tous toxiques à divers degrés, accumulation causée par le défaut de soins hygiéniques, selles irrégulières, intempérance, ou par le mauvais fonctionnement d'un des organes de la salubrité, à un des émonctoirs naturels, produira chez l'homme les mêmes désordres et pourra parfois amener la mort.

» Les causes de l'auto-infection tiennent à l'altération des fonctions de l'organisme. Or, cette altération est la conséquence de l'action des microbes, qu'ils viennent du dehors, soit à l'état d'être parfaits, soit à l'état de germes, ou qu'ils soient héréditaires. » (1)

---

(1) D'ailleurs Déclat a vulgarisé la méthode antiseptique en créant une suite de produits fort recommandables que chacun connaît, tels : *Glyco-Phénique, Sirop d'acide phénique, Sirop de phénate d'ammoniaque, Sirop sulfo-phéniqué, Sirop iodophéniqué*, etc., du Dr Declat.

Comment et pourquoi s'installent
les Maladies de la Peau

A l'heure actuelle, on parle constamment de microbes, d'éléments septiques, etc... A entendre certaines gens, il faudrait se fermer la bouche pour ne pas respirer de microbes, cesser de manger pour ne pas en avaler, cesser de boire pour ne pas transformer son estomac et ses intestins en une rigole infectée, cesser de vivre, en un mot, pour ne pas mourir.

A ce compte, si tout était microbe funeste, la vie cesserai d'être.

Qu'est-ce que le microbe ? Le microbe est un être inférieur qui détermine certaines modifications mauvaises ou bonnes (car il est aussi de bons microbes, comme il est de braves gens). Ces modifications s'appellent des fermentations. Un ferment est donc un agent vital excellent s'il dirige sa puissance dans le bon sens, agent de mort s'il dévie de sa fonction.

Tel le vin qui, pour devenir bon, doit fermenter. S'il se développe pendant son vieillissement un ferment nuisible, le vin se pique, coule, file, etc...

Toutes ces expressions arrivent à dire que dans ce dernier cas, il y a dans le corps du vin un ferment nuisible qu'il faut détruire. Dans les deux cas, il y a donc fermentation, c'est-à-dire action d'un organisme vivant sur le vin. Dans le premier cas, l'organisme produit une fermentation utile et efficace, dans le second une fermentation nuisible.

Ce qui se passe dans le vin, matière vivante, se passe dans le sang, matière vivante, elle aussi. Ces actes là sont donc des actes vitaux.

Les ferments qui menacent de troubler la vie sont de deux ordres nuisibles :

1° Ce sont les ferments venus du dehors ou transmis par hérédité ;

2° Ce sont les ferments provenant du mauvais fonctionnement des organes, des déchets qui ne seraient pas éliminés, substances toxiques qui empoisonnent le sang.

Les vices du sang. — Les vices du sang sont dus à l'altération des humeurs par la présence dans le sang de produits toxiques.

Sur ce dernier point, je m'explique. Au lieu d'expulser au dehors par la respiration, par les urines, par les matières, tous ses résidus, notre organisme ressemble à une chaudière mal nettoyée dont les tuyaux encrassés salissent l'eau qui passe au travers d'eux. Ici, l'eau c'est le sang humain qui se charge de tous les déchets, de toutes les cendres, de toutes les scories.

Le sang vicié arrose tous les organes et il les enflamme. Au poumon il détermine de la congestion et de l'oppression, à l'estomac de la dyspepsie ou de la gastrite, à l'intestin de la diarrhée, à la peau il détermine des dartres.

Il est d'ailleurs une règle générale que nous empruntons à l'Ecole officielle en la personne de M. Ch. Richet. Ces théories sont tellement exactes et tellement rigoureuses, qu'elles finissent bien par frapper tout le monde. Voici ce que dit l'auteur dans un article de la *Revue Scientifique :*

« Constamment, écrit le D[r] Ch. Richet, le fonctionnement de nos tissus et de nos humeurs entraîne la formation de produits, de déchets qui doivent, sous peine de graves accidents, être éliminés au fur et à mesure de leur production. »

Les ferments sur la peau. — Ces produits de déchets, lorsqu'ils se répandront sur la peau, vont alors y créer le mal local. Ils vont jeter des troubles profonds sur le tégument apparent.

Il semble, en effet, que la lave d'un volcan se répande sur toute cette enveloppe et la couvre d'une couche brûlante.

Mais me dira-t-on, pourquoi donc tous les gens qui sont arthritiques ou herpétiques, qui ont de la goutte, qui sont épiciers, charbonniers, etc., pourquoi tous ceux-là n'ont-ils pas de maladies de peau !

Je donne ici les opinions et les conclusions qui

m'ont permis d'exposer mes expériences personnelles, et c'est par elles que je cherche à trouver la cause et par suite, la guérison des affections de la peau.

Pour que les ferments charriés par le sang se développent et vivent sur la peau, il leur faut un milieu où ils puissent se développer.

Mes recherches m'ont démontré qu'il leur faut une peau qui s'appelle une peau rance.

Comment la peau devient-elle rance ? On sait d'abord que la peau est constituée par le derme et l'épiderme,

L'épiderme ressemble à une mosaïque à plusieurs couches superposées. Les parties de la mosaïque sont agglomérées par une substance grasse ordinairement neutre. Par suite d'une mauvaise constitution, l'épiderme au lieu d'être lustré par la substance grasse neutre, secrète une autre substance grasse qui s'appelle, en terme scientifique, l'*Eléidine*. Cette graisse spéciale provient du déssèchement des cellules, tout comme l'huile provient de la noix. Elle forme donc à la surface de la peau. un enduit graisseux qui rancit et qui agit sur la peau comme un acide. C'est un excellent milieu pour faire vivre et prospérer les ferments de l'air, parasites végétaux et animaux qui s'abattent là comme les vers s'ébattent et pululient dans les moisissures du fromage. Ajoutez à cela tous les ferments charriés par le sang vicié et alors la peau sera comme du vin qui se pique. Elle va fermenter, rougir, s'enflammer, et les ferments vont la ronger, la corroder, la détruire.

Nous pouvons donc résumer notre opinion de façon suivante :

1° Toutes les maladies de la peau sont dues à la présence de ferments venus du dehors ou produits par un sang vicié ;

2° Il n'y a que chez les gens dont l'épiderme secrète une graisse rance, dite *Eléidine*, que les dartres peuvent s'installer.

Ces conclusions en entraînent d'autres au point de vue du traitement :

1° Il faudra empêcher le rancissement de la peau pour empêcher de vivre les ferments.

2° Pour tuer tous ceux qui existent, le meilleur moyen sera de faire pénétrer dans la peau et dans le sang un antiferment.

Voilà, à mon avis, la conception la plus simple et, je le crois du moins, la plus vraie que l'on doive se faire sur la cause des affections de la peau.

Connaissant la cause, j'en conclus qu'on doit arriver à faire disparaître l'effet.

La dépuration par les Sérums et les Sucs organiques basée sur l'Analyse du sang

Il était bien à prévoir, après les expériences et les succès obtenus par Brown-Séquard, après les résultats constatés dans les maladies graves par l'emploi des sérums animaux, des sérums immunisants, des sucs organiques, il était bien à prévoir, dis-je, qu'un jour viendrait où leur emploi judicieux se généraliserait à la médecine tout entière, non point avec la frénésie et l'emballement du début d'une découverte, mais avec la mesure, la pondération et la justesse qui sied à une méthode scientifique.

J'ai dirigé mes recherches de ce côté quant aux affections qui nous occupent, et j'avoue que je n'ai pas été déçu dans mes espérances.

En somme, en quoi consiste cette méthode des sérums ? Elle consiste par les voies hypodermiques, à apporter à l'organisme les éléments qui lui manquent, à modifier ceux qui le gênent, à détruire ceux qui lui nuisent.

On sait, en effet, que l'injection sous la peau de substances utiles à la vie, constitue un procédé de choix. Il permet en effet de mettre en contact direct avec le sang lui-même, les matériaux dont il se charge et dont il a besoin. On me répondra qu'on y arrive en faisant absorber au malade, par l'estomac, les éléments nécessaires. Non pas, certes, avec la même précision ni la même activité, car le médicament subit, du fait des sucs de l'estomac, une modification notable. D'autre part, avant d'être pris par le sang pour que celui-ci se l'assimile, il faut qu'il passe par le foie, ce grand brûleur, cet alambic perfectionné de notre économie. Là encore il subit des transformations. Enfin, estomac, intestin, foie, tous ces organes où circule le remède peuvent être eux-mêmes malades, transformer dans de mauvaises conditions l'élément réparateur, et par suite amener un retard dans la guérison ou quelquefois l'empêcher.

Lors donc que le sang lui-même est touché dans sa constitution, le mieux est de l'impressionner directement: « Frappez à la tête », disait le général romain à Pharsale. « Frappons au sang. » dirai-je, en parodiant le mot du stratégiste ! car c'est la bataille que nous livrons et il nous faut la victoire.

C'est là une règle dont je ne me suis jamais départi, que j'emploie la méthode stomacale ou la méthode hypodermique.

Aussi bien, lorsque j'ai à traiter des affections rebelles ou chroniques et que je puis suivre le malade, voici la ligne de conduite que j'ai toujours suivie.

Je fais d'abord procéder à une analyse complète des urines et surtout à une analyse du sang.

J'ai par devers moi plusieurs centaines d'observations de malades chez lesquels j'ai procédé de cette façon, et j'avoue que je n-ai pas eu lieu de m'en repentir.

J'ai sous les yeux toutes ces analyses ; et bien que ce livre soit destiné plutôt au grand public, je crois bon de résumer leur ensemble, malgré l'aridité scientifique que cela peut présenter.

Le sang des malades atteints d'affection de la peau ou d'estomac dues aux vices du sang, a de fréquentes ressemblances de l'un à l'autre, ce qui montre bien une même cause ayant des effets différents.

1° Le sang est de densité plus faible ;

2° Son alcalinité est diminuée ;

3° La résistance des globules est diminuée (ce qui, soit dit en passant, favorise l'entrée de toutes les infections) ;

4° L'hémoglobine (fer du sang) est diminué-

Je ne cite ici que mes conclusions les moins ardues ; j'ai signalé dans mes communications scientifiques tous les autres points de l'analyse.

Eh bien, la dominante de ceci, c'est que l'alcalinité du sang est diminuée. Cela revient à dire que le sang se rapproche de l'acidité, c'est-à-dire qu'il devient âcre et brûlant, qu'il s'empoisonne de déchets qui l'enflamment. Les urines, d'ailleurs, nous disent presque toujours : excès d'acide urique, excès d acide phosphorique.

Car tout se tient dans notre corps, aussi bien la nutrition de notre cerveau que celle du plus petit de nos cheveux.

Voici donc un sang reconnu âcre, irritant, vicié en un mot. Ce sang baigne notre peau, notre estomac, tout notre être. Il va donc déterminer des lésions sur un point quelconque. Lequel ? Celui qui sera le plus faible, qui fonctionne mal, qui est le plus impressionnable. Ici, ce sera l'eczéma, le psoriasis, la dartre ; ailleurs la gastrite, la dyspepsie.

Tout ceci était utile à dire, et la conclusion va venir toute seule.

On nous l'a répété sur tous les tons : nous sommes de la boue, de la poussière, de la terre. Entendu. Néanmoins, faut-il encore admettre que nous sommes une terre pas trop mal présentée et une boue où l'on ne patauge pas constamment. Nous valons bien le champ rectangulaire qui montre ses sillons jaunes avec ses mottes grises.

Eh bien, soyons ce champ. Pourquoi donc celui-ci, sous un soleil égal, va-t-il produire des épis riches et féconds à la tête courbée, quand celui-là va donner une moisson pâle et sans valeur ? Ce fut mystère longtemps que cela. Le paysan acceptait l'arrêt du destin avec résignation et semait le pauvre sarrazin à côté du blé voisin.

Un jour on eut l'idée d'analyser cette terre, de savoir ce qu'elle contenait, de savoir pourquoi, à vingt mètres de là elle était riche, prodigue, féconde, alors qu'ici elle était pauvre, maigre improductive.

On s'aperçut alors que la cause était toute simple. Il manquait à cette terre, pour être aussi bonne que la voisine, des principes, des éléments qu'il fallait lui apporter, lui redonner.

C'est tout simplement ce qu'il faut faire dans un organisme défectueux.

Le sang, c'est l'élément primordial, nécessaire, inéluctable de notre vie ; c'est lui qui nous nourrit, c'est lui qui nous imprègne.

S'il est malade, cherchons les éléments qui lui manquent et donnons-les lui directement. L'analyse nous a dit quelles étaient ses défectuosités, la médecine nous dira quel est le moyen d'y remédier.

Et alors, comme nous savons quelle est la teneur d'un sang normal, nous allons, dans nos laboratoires, fabriquer un liquide qui contiendra les principes manquant à ce sang, qui s'éloigne de la normale.

Ce ne sera donc pas un remède unique. Mais un remède approprié à chaque cas, à chaque malade, tout comme l'engrais est approprié à chaque région, à chaque terre.

. S'il faut à celui-ci des chlorures, des phosphates, du fer, nous les mettrons dans le sérum réparateur, et nous les mettrons dans des proportions exactes, rigoureuses, scientifiques.

Cela s'appelle sérums artificiels. J'appelle ce sérum du nom de sérum organo-minéral.

Lorsque ce sérum organo-minéral, approprié à chacun (je le répète et j'y insiste), est administré dans des proportions parfaitement et justement établies, la transformation est prodigieuse.

Le plus souvent, presque toujours même, les sels alcalins forment la base de ce sérum.

Sous leur influence, on voit une métamorphose s'opérer. Les ardeurs du sang se calment et s'atténuent, les dartres se flétrissent, se sèchent, s'effritent, les inflammations stomacales s'apaisent et bientôt un bien-être extraordinaire remplace les précédents malaises.

Si à ce mode de traitement bien conduit et bien surveillé, on ajoute un traitement interne, dépuratif et rafraîchissant, comme je l'ai dit plus haut, la guérison vient à son heure et avec certitude.

C'est là une affirmation que je ne lance pas à la légère. Je puis le proclamer et le démontrer avec d'indiscutables documents et je me résume en ces conclusions finales :

1° Il faut redonner au sang sa composition normale ;

2° Il faut redonner aux globules leur vitalité ;

3° Il faut détruire les éléments étrangers au sang,

Pour y arriver, la méthode des sérums organo-minéraux est la méthode de choix. C'est le meilleur moyen d'entraver l'effet nuisible des ferments qui prospèrent et pullulent surtout dans un sang qui n'a pas sa composition normale, la seule compatible avec la vie et avec la santé.

Je ne voudrais pas clore ce chapitre sans rappeler les efforts qui ont été tentés et par mes confrères et par moi avec les sucs organiques, c'est-à-dire avec la méthode proprement dite de Brown-Séquard.

J'ai signalé un des premiers à la Société clinique des Médecins praticiens de France, les effets des sucs orchitiques et thyroïdiens dans la guérison de certaines maladies de peau (eczémas, psoriasis, vitiligo, etc.).

Ces effets sont réels et je maintiens mes assertions du début. D'autres, d'ailleurs, l'ont dit avec moi et après moi. J'ai vu en effet des psoriasis céder à l'action de la thyroïdine employée pendant un temps assez long.

Mais, tout en rendant hommage à cette méthode, au point de vue de la Médecine Générale, j'avoue préférer, quant aux maladies dont il est question ici, la méthode plus précise des sérums organo-minéraux.

Hygiène et Régime dans les affections de la peau

On donne, et c'est justice, une part des plus importantes à l'hygiène et au régime dans la préservation et la guérison des affections cutanées. Mais un écueil où il ne faut pas tomber, c'est l'absolutisme. Je ne connais rien de moins scientifique que de dire : Il faut toujours faire ceci et ne jamais faire cela. C'est contraire aux lois de la médecine. Car, outre sa maladie, il y a chez un malade sa constitution, son métier, sa vie, sa profession et mille autres conditions qui peuvent faire varier la marche et la direction d'un traitement.

Le régime d'un diabétique atteint d'affection de la peau, ne sera pas le même que celui d'un tuberculeux, d'un arthritique, d'un lymphatique, d'un nerveux, d'un sanguin. Et c'est le médecin seul qui, dans l'espèce, peut être juge, parce que seul il peut débrouiller l'enchevêtrement complexe des causes et des effets.

Je dois me contenter ici de donner une vue d'ensemble, de formuler les lois les plus générales, mais je me devais aussi à moi-même et à mes lecteurs de les mettre en garde contre les théories outrancières et absolues qui mènent au désarroi et au désordre scientifique.

Dans tous les cas, cette catégorie de malades doivent s'abstenir de veillées prolongées, des repas copieux et largement arrosés. La sobriété qui doit être la règle chez tout le monde doit être ici scrupuleusement et constamment observée. « Il y a longtemps, écrit le professeur Fournier, que les dermatologistes ont montré que nombre de dermatoses telles que l'eczéma, le furoncle, le psoriasis, l'acné, la couperose, etc., ont leurs causes d'exacerbation et d'entretien, *voire peut-être leur raison originelle* dans un régime défectueux, abus dans l'alimentation, abus dans les boissons. » Ceci s'applique aussi bien à l'enfant, même nouveau-né ; nombre de maladies de la peau proviennent d'une alimentation trop excitante, l'allaitement trop tôt abandonné ; du mauvais lait absorbé ou de la mauvaise santé de la nourrice.

La vie quotidienne d'un prédisposé aux maladies de la peau ou d'un malade constitué sera aussi régulière que possible. L'exercice modéré est de toute nécessité pour activer les combustions organiques, et la marche au simple pas de promenade, après les repas surtout, constituera un excellent moyen d'hygiène. La vie au plein air, l'habitation à la campagne seront prescrits quand c'est possible. Les émotions continues ou fréquentes seront le plus possible évitées, et le malade devra souvent, pour ses choses même les plus intimes, solliciter l'avis de son médecin, le seul guide autorisé qui puisse le conseiller et guider son existence.

Les frictions sèches, l'hydrothérapie (douche surtout) seront prescrites suivant les cas, hydrothérapie chaude ou tiède chez les sujets à prédisposition nerveuse, hydrothérapie froide chez les lymphatiques ou les sanguins. S'il s'agit de la douche, elle devra être administrée en jet brisé plutôt qu'en pluie ou en cercle.

De façon générale, les bains de mer sont contre-indiqués ; les climats de montagne sont préférables.

Quant aux stations minérales, rien n'est plus difficile que de savoir choisir (1).

« Les dermatoses humides, les formes suintantes de l'eczéma, l'impétigo, certaines formes d'acné se trouvent bien des eaux sulfureuses ; les affections cutanées sèches sont de préférence adressées aux eaux indéterminées, les eaux chlorurées sodiques sont appliquées à certaines dermatoses rebelles, aux manifestations de la scrofulo-tuberculeuse, de la syphilis grave. Certaines formes d'eczéma, le psoriasis sont améliorés par les eaux bicarbonatées; les eaux arsenicales réclament les scrofulides, des formes sèches de l'eczéma, le psoriasis. » (Dr Guimbail).

(1) Les médecins recommandent aux malades atteints d'affections de la peau, des cures de climat : *Le Fayet Saint-Gervais-les-Bains*, en Savoie, est la station où de préférence ces malades sont dirigés.

TABLE DE RÉGIME

Aliments interdits : Conserves, salaisons, charcu-
terie, viandes marinées ou faisandées, viandes
fumées, gibier de plumes ou de poil, canard, oie ;
œufs de poisson, sardines, hareng, maquereau,
saumon, raie, dorades, coquillages (surtout les
moules), langoustes, homards, crevettes, crabes,
écrevisses, aliments épicés, sauces relevées, ragouts.

Choux, chou-fleurs, choux de Bruxelles, chou-
croute, tomates, asperges, aubergines, oseilles,
ail, oignon, maïs et sarrazin, truffes, champignons,
cresson, conserves de légumes frais, concombres,
cornichons, moutarde, poivre, cannelle, gingem-
bre.

Melon, pommes à cidre et fruits non murs, fram-
boises, groseilles, fraises, noix, amandes ; peu de
figues et de raisin.

Pas d'aliments acides ou de vinaigrettes. Bien
rechercher la tolérance de l'estomac quant aux
aliments gras.

Pas de fromages fermentés (brie, camembert,
roquefort, etc.), on préférera les fromages frais ou
de pâte cuite (gruyère).

Aucune boisson alcoolique. On s'asbtiendra de
vins aigrelets et surets, de cidre, de vin du Rhin,
d'eau de seltz. Préférer le vin blanc déjà vieux et
pas trop alcoolisé. On le coupera de 2/3 d'eau

filtrée additionnée d'une cuillerée à café de *Biona-trine* par litre.

On proscrira tous les vins ou élixirs médicamenteux, de même le thé et le café.

« Dans le choix de la boisson habitelle, au cours des affections de la peau, émet le Dr Guimbail, les boissons alcooliques étant proscrites du régime, on tiendra compte de la forme dont est atteint le malade. La pensée sauvage sera prescrite dans l'impétigo, la croûte de lait, les gourmes des enfants ; la douce-amère dans les dartres prurigineuses. Les décoctions de badiane, de saponaine, de bourrache, de buis, de gaïac seront ordonnées aux rhumatisans ; celles de salsepareille, desquine, la sassafras aux herpétiques et aux syphilitiques, la gentiane, la centaurée, le fumeterre, la pensée sauvage, les feuilles de noyer, le houblon seront conseillés aux lymphatiques et aux scrofuleux ; on réservera aux dyspeptiques le trèfle d'eau, l'aunée, l'ortie blanche, la chicorée, le pissenlit. »

Il y aura, dans tous les cas, lieu de surveiller de très près l'estomac et les voies digestives, car il y a une corrélation extrêmement fréquente entre les maladies de la peau et celles de l'estomac, du foie, de l'intestin, et souvent en guérissant celle-ci, on fera disparaître celle-là.

Médication générale des maladies
de la peau

J'ai dit, et j'y insiste, que le régime dans ce genre de maladies, constitue un élément primordial, nécessaire, indispensable au traitement. Est-ce à dire qu'il suffirait à lui tout seul ? Non, certes. Mais d'autre part, le traitement purement médical sans le régime ne ferait pas de meilleure besogne, et combien l'association de ces deux moyens curateurs me paraîtrait nécessaire pour mener à bien la lutte contre la maladie.

Voyons donc ce que nous devrons faire, médicalement ou plutôt médicamenteusement parlant.

Les Bains. — Une première condition pour soigner la peau est de la tenir en état de rigoureuse propreté. Le bain, simple ou chargé de principes médicamenteux, constitue donc un moyen excellent de traitement. On le fera prendre général, c'est-à-dire dans une baignoire, ou bien local dans un récipient commode, cuvette, bassin, poissonnière, baquet, cuveau, etc., etc.

La durée d'un bain est extrêmement sujette à

variation. Ordinairement elle est de 15 à 35 minutes ; elle peut être prolongée plusieurs heures, plusieurs jours et même plusieurs mois dans certaines formes graves. Dans ces cas, le malade est installé pour y vivre, et bien entendu, l'eau est toujours maintenue à une température bien réglée de 32 à 35°. Cette question de la température a une grande importance, car un bain trop chaud peut exciter la lésion au lieu de la calmer, de même *un bain trop froid*. Pour les longs séjours dans l'eau, il faut des installations spéciales dans des maisons appropriées.

Les bains sont calmants : bains de son (3 à 10 litres pour un bain), bains d'amidon (1.000 ou 1.500 grammes d'amidon cuit, ceci est très important), bains de glycérine (500 à 1.000 grammes de glycérine par bain), bains de camomille, de tilleul, de sureau, etc.

Ils sont excitants : bains alcalins (125 grammes à 250 grammes de carbonate de soude par bain) (1), bains sulfureux (50 à 100 grammes de polysulfure de potasse), bains salés (4 à 10 kilos de sel marin), bains de sublimé (15 à 30 grammes de sublimé dans une baignoire de bois), bains d'arsenic (5 à 10 grammes d'acide arsénique par bain).

Ajoutons à cela les bains d'eaux minérales naturelles (Bourboule — Le Fayet Saint-Gervais).

(1) Le meilleur des bains alcalins, délicieusement aromatique est le *Bain Narval*, qui peut se prendre dans toutes les baignoires.

Les Enveloppements. — A côté des bains proprement dits, nous plaçons les enveloppements. On
prend de la tarlatane pliée en plusieurs doubles,
bien désapprêtée et bouillie, on l'imprègne de
décoctions émolliantes (sureau, camomille, tilleul,
racine d'ouance), ou astringentes (feuilles de
noyer, écorce de chêne), et on enveloppe la
région malade ; par dessus on met un tissu imper-
méable (gutta-percha, taffetas gommé, baudruche,
caoutchouc), et on laisse plusieurs heures, puis
on renouvelle.

Dans certains cas de démangeaisons excessives
d'eczéma généralisé et très démangeant, je me
suis servi avec avantage du drap mouillé dans
lequel on enveloppe le malade, qu'on roule ensuite
dans une couverture de laine.

On appelle encore enveloppement le fait de
recouvrir la partie malade de feuilles de caoutchouc ou de gutta gommée. Le malade ainsi enve-
loppé prend un bain de vapeur local qui ramollit
les téguments et permet ainsi l'application plus
juste et la pénétration plus certaine des médicaments. Dans certaines formes de maladies, le
simple enveloppement suffit pour guérir.

Les Cataplasmes. — C'est un vieux et bon remède
que le cataplasme ; il calme les démangeaisons,
éteint les inflammations, diminue la rudesse et la

rugosité des tissus malades et facilite ainsi l'action des médicaments d'ordre plus décisif.

Il faut rejeter absolument du traitement des maladies de la peau, le cataplasme de farine de lin, qui contient une huile irritante, et qui, à lui seul, pourrait créer des inflammations qu'il aurait pour mission de guérir.

C'est le cataplasme d'amidon ou de fécule qui aura la légitime préférence. On l'applique tiède ou même froid, plutôt que chaud, et on le laissera en place de 2 à 5 heures. Pour lui conserver la consistance voulue (consistance approximative du caoutchouc), et pour éviter son trop rapide refroidissement, on le couvrira d'une feuille d'ouate, et par dessus une feuille de taffetas gommé.

L'eau servant au cataplasme sera toujours camphrée.

Je me sers aussi très fréquemment de ce que j'appelle le cataplasme humide, Ce sont tout simplement vingt ou trente doubles de tarlatane réunis en gâteau et trempés dans l'eau bouillie, puis bien essorés et bien pressurés, pas trop cependant, et appliqués sur les parties malades. C'est une sorte d'enveloppement en somme.

Les Pommades. — Ah ! que voilà bien une forme de médicament chère aux malades atteints de maladies de peau. Il est de fait que les pommades constituent d'excellents moyens de traitement. Autrefois on se servait pour la confection des pommades exclusivement de l'axonge, vulgairement appelée la graisse de porc. Son grave défaut était de rancir. Aujourd'hui, on lui a substitué la vaseline et la lanoline. La première surtout ne rancit pas et quand elle est pure, constitue un excellent véhicule pour les substances contenues dans les pommades. Il est des cas cependant où on devra lui préférer les glycérolés à base de glycérine comme le nom l'indique, le cold-cream frais, le cérat tout nouvellement préparé. Mais c'est encore la vaseline qui tient la corde.

On incorpore à la pommade d'innombrables substances, oxyde de zinc, acide salicylique, résorcine, ichtyol, soufre, acide chrysophamique, naphtol, salol, etc., etc. (*Pommades Dermicurol*).

Les pommades s'appliquent directement sur la région malade, après avoir toutefois bien nettoyé celle-ci, l'avoir ramollie si besoin est, de façon que les tissus boivent le médicament comme le buvard boit l'encre.

On les laisse plus ou moins longtemps, depuis quelques minutes jusqu'à plusieurs heures ou plusieurs jours. Dans ces divers cas, on recouvre les parties malades soit d'une poudre, soit d'une enveloppe protectrice (1).

Les Poudres. — Pour mon compte personnel, je n'admets aucune poudre végétale. L'amidon, le

(1) Une bonne formule de pommade est celle de la *Pommade Lafont.*

lycopode fermentent au contact des liquides et des plaies, et cette fermentation surajoute son effet mauvais à celui de l'irritation déjà existante. La poudre est, à mon avis, un moyen de protection, une sorte d'écran placé entre la région malade et les agents extérieurs ; elle doit donc être neutre et inattaquable. Je donne la préférence aux poudres minérales : le talc, les sels de bismuth par exemple. Le bon talc est la poudre la plus adoucissante, la plus calmante et la plus douce ; c'est à mon avis la poudre isolante de choix.

Lorsqu'il s'agit de poudres externes et réellement médicamenteuses, le choix se guidera d'après l'état de la maladie et suivant ses indications, tel l'iodoforme, le salol, l'aristol, le calomel, etc.

Pour ce qui concerne les poudres de toilette, dites poudres de riz, la meilleure ne vaut rien. Elles sont végétales et fermentent, ou bien elles contiennent des sels dangereux qui irritent la peau. Il n'y a qu'à voir ce que devient la peau de celles qui emploient ces substances, soit-disant hygiéniques, pour être guéri de l'envie de s'en servir. Les meilleures poudres de toilette sont à base de talc et de bismuth. *(Dermicurol Velvet)*.

Les Emplâtres. — Nous rangeons sous cette dénomination, les sparadraps, les emplâtres, les épithèmes. Dans les maladies de peau, il importe souvent de laisser longtemps à demeure une substance active. La pommade ne suffit pas toujours ; il faut la renouveler, défaire les pansements, et tout excès peut énerver le malade en même temps que nuire au traitement. Toutes les fois où on le peut, on incorpore à une masse emplastique, les substances qui sont associées aux graisses. On étale cette masse sur de la toile très fine, mince comme une pellicule, et c'est cette pellicule qu'on applique sur la région malade. Cela constitue un excellent moyen de traitement, énergique, précieux et surtout d'une irréprochable propreté. On obtient par ce moyen des résultats parfois surprenants. En France, nous avons d'excellents produits de cet ordre. Je donne pour ma part la préférence à la marque *Dermicurol*.

Les Savons. — S'il s'agit de savons de toilette, le meilleur est le plus simple, c'est le bon savon blanc de Marseille. Mais allez donc conseiller la simplicité aux coquettes ou aux élégantes.

Pour ce qui est de la cure même des maladies de la peau, on incorpore aux savons les mêmes substances qu'aux pommades, borax, naphtol, goudron, ichtyol, acide borique, etc. Il faut que ces savons médicamenteux soient parfaitement neutres (*Savon Dermicurol*) pour que leur action propre ne nuise pas à celle des médicaments qu'ils contiennent et pour ne pas irriter la peau. Les savons constituent un bon moyen de traitement. On emploie encore le savon mou à base de potasse pour provoquer des irritations utiles. Ainsi, par exemple, dans la couperose ou l'acné, leur application permet, en créant une inflammation passagère, de faire disparaître l'inflammation chronique. Mais avec quels soins et quelles précautions doit être suivi le traitement ! (1).

(1) Les *Maladies du cheveu* sont de même origine que les affections de la peau. Un mode de traitement excellent des affections est le *Calvicura* (*Voir aux annonces*).

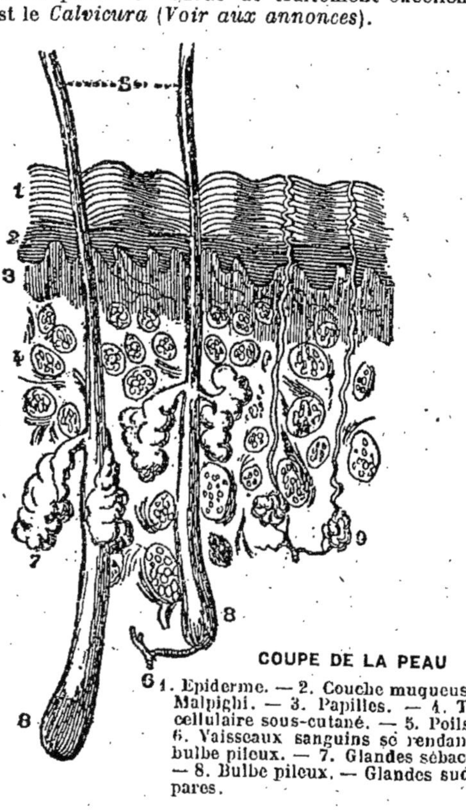

COUPE DE LA PEAU

1. Epiderme. — 2. Couche muqueuse de Malpighi. — 3. Papilles. — 4. Tissu cellulaire sous-cutané. — 5. Poils. — 6. Vaisseaux sanguins se rendant au bulbe pileux. — 7. Glandes sébacées. — 8. Bulbe pileux. — Glandes sudoripares.

Les Agents Physiques dans les Maladies de la Peau

J'ai parlé plus haut des bains, de l'hydrothérapie, et de la médication thermale, appliquées au traitement des affections de la peau. L'eau est un agent physique de toute première utilité dans ces cas spéciaux, et on peut mettre en fait que c'est un élément primordial de traitement.

A côté des bains simples ou médicamenteux ci-dessous, se place un mode de balnéation qui donne les meilleurs résultats, je veux parler des bains hydro-électriques. Le malade est placé dans une baignoire de bois ou de fonte émaillée, remplie d'eau à 32 ou 36°, dans laquelle on fait passer un courant soit galvanique, soit faradique, soit sinusoïdal. Ce dernier paraît le plus efficace. La durée du bain est de 20 à 30 minutes ; on le renouvelle tous les deux ou trois jours. Le malade devra se reposer une heure après le bain.

Le Dr Guimbail affirme que les bains alternatifs sinusoïdaux lui ont donné des succès éclatants dans les urticaires, les prurits, les eczémas, les ulcères de jambe, le psoriasis, l'herpès, l'acné, les syphilides rebelles, l'érythème polymorphe. J'ai, pour ma part, obtenu d'éclatants résultats de cette méthode et, lorsque la situation du malade le permet, j'y ai très souvent, je puis dire constamment réussi.

L'électricité dont les découvertes vont sans cesse s'étendant, nous donne un précieux concours dans le traitement des affections cutanées.

Qu'il s'agisse de l'électricité statique simple ou des courants de haute fréquence, les résultats obtenus sont des plus puissants et des plus satisfaisants. Le souffle électrique, l'effluve calment les démangeaisons violentes des eczémas, de l'urticaire, du prurigo, du psoriasis, mieux encore, en activant la vitalité de la peau, ils diminuent les lésions, atténuent et souvent guérissent les lésions déjà vieilles et dont la chronicité désespère les patients.

Je ne veux pas, dans un livre de vulgarisation, décrire scientifiquement les appareils usités et donner l'explication physiologique des résultats. Ce que désirent le patient aussi bien que le médecin, c'est le soulagement et la guérison. Eh bien, les courants de haute fréquence, les bains électriques, l'action révulsive des aigrettes électriques ont guéri de vieux eczémas, de désespérants psoriasis, des herpès rongeurs ; ils ont fait disparaître ces verrues planes qui semblent une crasse malpropre sur le visage ; ils ont guéri encore nombre d'acnés, de pelades, la séborrhée, le zona. Bien mieux, en activant les combustions organiques si fréquemment ralenties chez les arthritiques et les herpétiques, ils ont amendé la constitution, ce terrain sur lequel germe la graine maladie ; et s'attaquant à la cause, ont fait disparaître l'effet.

Je ne voudrais pas oublier les résultats admira-bles obtenus par l'électricité. Tout ce que nous appelons l'hypertricose, autrement dit les poils encombrants qui peuvent ombrer la lèvre des femmes et leur donner un aspect masculin qui les exaspèrent, ou encore ces taches poilues qui semblent un morceau de peau de fauve égaré sur une peau normale peuvent disparaître ou du moins s'atténuer considérablement. C'est par l'électricité que l'on arrive à ce résultat ; c'est grâce à elle aussi que l'on fait disparaître les taches de vin, les envies qui défigurent les plus jolis visages. Certaines formes d'acné, les verrues, les lupus, les pelades, sont encore justiciables de ce mode de traitement dépurateur.

La radiothérapie, les rayons X, sont à peine entrés dans la pratique médicale courante qu'ils donnent déjà les plus fécondes espérances, On avait remarqué que les rayons X agissant sur certaines régions pileuses, faisaient tomber les cheveux ou les poils sur les régions qui avaient subi leur action. Il n'en a pas fallu moins pour que ce résultat parfois insoucieux, ne trouvât une application utile, et on a employé, avec succès, les rayons X pour la destruction des poils inutiles, de cette hypertricose dont nous parlions plus haut. L'herpès, l'acné, la couperose ont été traitées avec le même bonheur par ces moyens nouveaux.

Voici aussi qu'on vient de découvrir à présent la photothérapie, c'est-à-dire la médication par la lumière, laquelle concentrée par des lentilles appropriées, a pu guérir des lupus. Finsen, sur 59 malades, accusait 58 guérisons ou améliorations. Le même Finsen à démontré qu'en ne laissant pénétrer que certains rayons lumineux dans la chambre des varioleux, on pouvait arriver à diminuer l'action des pustulus et éviter ainsi des figures d'écumoir à ceux qui étaient touchés par la maladie. Ils garnissent les fenêtres de vitres rouge foncé ou de rideaux très épais, de manière à ne laisser passer que les rayons non nuisibles. Mais le Finsen est impraticable ou à peu près, vu son prix énorme d'installation et de dépenses par séance, pour agir en une heure et quart sur un centimètre carré de surface malade. Quand le lupus est étendu, il faut 3 à 400 séances de cette durée de soixante-quinze minutes, et là, plus encore que dans le coût des applications, réside le peu d'extension du traitement photographique cependant si puissant. Aussi le Dr Foveau de Courmelles, pensant à mettre plus près du patient la source électrique pour en diminuer la puissance, et M. Gustave Trouvé, mettant celle-ci au foyer d'un réflecteur parabolique, ont-ils pu construire un appareil simple, peu coûteux d'achat, dépensant peu, n'exigeant que des séances de dix à quinze minutes. Cet appareil, non breveté et depuis très imité, a été présenté à l'Institut de France, le 24 décembre 1900, par M. Lippmann. Il fonctionne depuis des mois, avec les meilleurs résultats curatifs, à l'hôpital Saint-Louis, en plusieurs services (Drs du Castel, Balzer). Il est, en somme, formé d'une lampe à arc voltaïque de dix ampères, placée au foyer d'un réflecteur parabolique entouré d'eau froide et terminé par deux lamelles de quartz, où circule également de l'eau froide, et qui forme un compresseur où s'applique fortement le patient.

La méthode Foveau-Trouvé tend à remplacer partout, actuellement, celle de Finsen, qu'elle a complètement transformée et démocratisée. Ses succès sont les mêmes dans les tuberculoses cutanées (lupus, glandes, plaies ...).

Je n'oublierai pas non plus l'air chaud, médicament simple et à portée de tous comme on voit. Certaines formes de lupus ont été très améliorés et parfois guéris par ce moyen. L'air chaud ainsi employé, à l'aide d'un appareil très délicat, peut atteindre jusqu'à 300 degrés. Des éruptions muqueuses, les chancres mous, ont été très heureusement influencés par ce moyen.

Ce sont là, je pense, des résultats qui valent la peine d'être signalés. J'applaudis pour ma part à cet aide puissant que viennent nous apporter ces éléments naturels, ces agents physiques qui nous entourent, forces curatives jusqu'à ce jour perdues et inconnues, et dont la persistance chaque jour se révèle, s'affirme et se précise.

La Chirurgie des Maladies de la Peau

Nous avons maintenant à notre disposition des substances anesthésiques : éther, cocaïne, chlorure de méthyle et d'éthyle, qui nous permettent d'opérer sans douleur, tout comme les dentistes de fameuse mémoire. Cette absence de douleurs simplifie considérablement les choses. Grâce à eux, nous pouvons râcler, scarifier, cautériser sans danger et sans souffrance. Voilà de bien gros mots, n'est-il pas vrai ? Les mots sont plus cruels que la chose qu'ils représentent. Il est des cas, tels ces acnés qui donnent à certains nez des formes invraisemblables de truffe ou de tomates, où il faut enlever les parties débordantes pour redonner à l'organe une forme humaine. Il est des eczémas passagers et superficiels où une saignée finement faite enlève sans cicatrice toute trace de la lésion. Il est des boutons d'acné, des verrues, des ex croissances dites papillomes, des lupus, où quelques pointes de feu et quelques scarifications bien conduites amènent une guérison totale et des cicatrices fort acceptables, souvent non apparentes. Eh bien, dans tous ces cas, la chirurgie est utile, indispensable même. Et puisqu'elle se fait sans souffrance, puisqu'elle assure la guérison, il y aurait pusillanimité à ne pas vouloir la subir, car son action est précise, limitable au mal lui-même et de succès constant.

FIN

Châteauroux. — Imp. P. Langlois et Cie